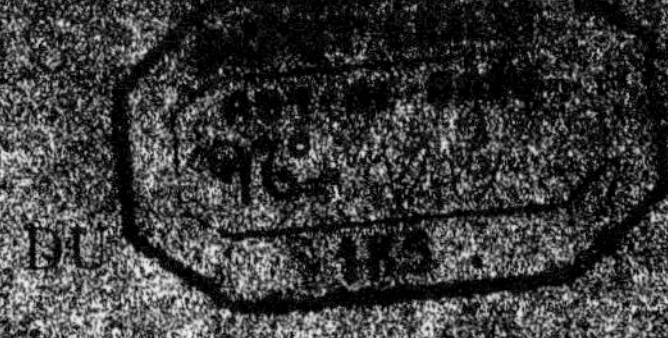

DU

MASSAGE SCIENTIFIQUE

ET DE LA

GYMNASTIQUE MÉDICALE

Dans la Cure des Atrophies musculaires consécutives aux Synovites et des Engorgements fibro-plastiques peri-articulaires et intra-articulaires qui les accompagnent

PAR

LE DOCTEUR FRÉDERIC MORIN

Ancien Médecin militaire
Officier d'Académie, Membre de la Société médicale de Gannat
et de plusieurs autres Sociétés

MÉDECIN CONSULTANT A LA BOURBOU[illegible]

Communication faite à la Société des sciences médicales de Gannat

CLERMONT-FERRAND
TYPOGRAPHIE ET LITHOGRAPHIE G. MONT-LOUIS [illegible]
Rue Barbançon, 2
1887

DU

MASSAGE SCIENTIFIQUE

ET DE LA

GYMNASTIQUE MÉDICALE

Dans la Cure des Atrophies musculaires consécutives aux Synovites et des Engorgements fibro-plastiques péri-articulaires et intra-articulaires qui les accompagnent

PAR

Le Docteur Frédéric MORIN

Ancien Médecin militaire
Officier d'Académie, Membre de la Société médicale de Gannat
et de plusieurs autres Sociétés

MÉDECIN CONSULTANT A LA BOURBOULE

Communication faite à la Société des sciences médicales de Gannat

CLERMONT-FERRAND

TYPOGRAPHIE ET LITHOGRAPHIE G. MONT-LOUIS

Rue Barbançon, 2

1887

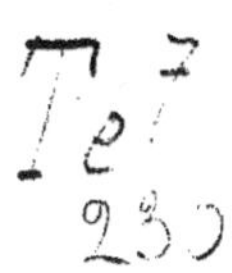

DU

MASSAGE SCIENTIFIQUE

ET DE LA

GYMNASTIQUE MÉDICALE

Dans la Cure des Atrophies musculaires consécutives aux Synovites
et des Engorgements fibro-plastiques
péri-articulaires et intra-articulaires qui les accompagnent

Ayant suspendu pour cette année la publication de notre journal *La Bourboule Médicale*, que nous sommes décidé à reprendre dans un temps peu éloigné, nous avons cru devoir communiquer à la Société de médecine quelques notes tirées d'un travail d'assez longue haleine qui sera publié en série dans les nouveaux numéros du journal. Il s'agit d'un sujet fort intéressant de chirurgie pratique : les phénomènes neuro-musculaires qui accompagnent les lésions articulaires, surtout l'atrophie des muscles et les moyens d'y remédier.

Ces phénomènes sont souvent précoces; l'atrophie des muscles qui commandent aux articulations touchées, se produit souvent d'une façon si rapide et si imprévue que l'impuissance fonctionnelle du membre est la règle, quand symptômes et lésions anatomiques de la synovite ont disparu. Plus d'une fois cette impuissance fonctionnelle a été portée si loin qu'elle a pu faire hésiter le jugement de l'homme de l'art et faire naître dans son esprit le soupçon de lésions médullaires qui n'existaient pas ainsi qu'on le verra plus loin.

Si le repos absolu d'une articulation enflammée est le premier et le plus important moyen thérapeutique qu'on oppose à l'évolution inflammatoire de l'arthrite, il sera bon de penser un peu aux muscles qui font pour ainsi dire partie intégrante du mécanisme fonctionnel de l'articulation, et se rappeler que le repos forcé est aussi fatal aux muscles qu'il peut être utile d'autre part à la synoviale enflammée. En effet, l'atrophie souvent commence à se manifester à une date précoce et se développe avec une rapidité telle qu'en une ou deux semaines le mal sera porté à son point extrême. Ce qui complique la question c'est qu'on ne saurait prévoir dans quel cas cette atrophie se produira; souvent une arthrite grave dans ses lésions anatomiques entraînera une atrophie beaucoup moindre qu'une arthrite d'intensité moyenne, à symptômes plutôt douloureux qu'inflammatoires. Rien de plus obscur encore dans leur interprétation que ces phénomènes neuro-musculaires qui accompagnent les lésions d'une synoviale articulaire, et rien de plus important au point de vue de la pathologie. Ces phénomènes débutent souvent, avons-nous dit, d'une façon précoce. Prenons le genou, par exemple, qui à ce point de vue est le plus facile à observer, parce que c'est bien l'articulation la plus exposée. Pour une inflammation de la synoviale, même légère, sans trop de douleur ni de réaction, à peine un épanchement peu considérable s'est-il produit que, si vous examinez le malade dans la station, debout, et lui commandiez de marcher, vous le verrez hésiter, se plaindre, dès qu'il veut étendre l'articulation, d'une sensation pénible, profonde, obscure, presque indéfinissable, mais qui lui enlève la confiance dans ses moyens, et qu'il représente comme une sorte de crampe ou trépidation habituellement ressentie vers la partie inférieure du biceps fémoral ! La maladie se prolonge-t-elle évoluant dans le sens inflammatoire? voici l'exagération de la tonicité des muscles qui s'annonce, surout celle des fléchisseurs de l'article, tandis que les extenseurs semblent au contraire pris d'atonie et tombent dans le relâchement, deviennent mous et flasques, ce qui donne comme résultat une tendance marquée à l'articulation malade de se fléchir de plus en plus. Cette contraction des muscles fléchisseurs, qui n'est pas la contracture, épuise la fibre musculaire ou son innervation ; et, après un certain temps, muscles fléchisseurs, muscles extenseurs sont atrophiés, et le membre au-dessus de l'articulation a maigri au point de perdre sa forme et ressembler à un fuseau cotonneux. On a observé que les muscles fléchisseurs subissaient, en raison de cette exagération de tonicité signalée plus haut, la dégénérescence fibreuse (sclérose), tandis que les extenseurs que nous avons vus pendant ce temps flasques et mous, présentaient tous les signes de la dégénérescence graisseuse. La différence dans le processus atrophique doit appeler également une différence dans le mode de traitement, ce que nous discuterons plus loin. Quand cette atrophie musculaire est précoce, elle peut devenir un élément précieux de diagnostic différentiel et faire établir presque indubitablement le diagnostic de la *synovite sèche.* Dans celle-ci l'amaigrissement des muscles au-dessus de l'articulation est si rapide, qu'il fait paraître l'articulation beaucoup plus volumineuse qu'elle ne l'est réellement. Il faut absolument mesurer avec un fil les deux articulations similaires pour être convaincu que l'énorme gonflement de l'une n'est qu'apparent, et tient beaucoup plus au contraste de l'amaigrissement de la partie supérieure du membre avec l'articulation qui le termine, qu'à un gonflement extraordinaire de celle-ci, que la mensuration a réduite à sa juste valeur.

Quoi qu'il en soit, nous allons vous mettre en présence de ces cas si nombreux d'atrophie musculaire consécutifs aux maladies des principales synoviales, et que nous voyons si fréquemment à La Bourboule. Nous ne parlerons pas, pour cette fois, des synovites strumeuses, vulgairement appelées tumeurs blanches des articulations, pour lesquelles, en bonne chirurgie, un chapitre séparé a toujours été ouvert. Il ne sera question que des formes de synovites où l'inflammation n'aboutit presque jamais à la suppuration mais à l'épaississement des tissus fibreux envahis, aux adhérences des surfaces en contact, aux végétations et dépôts fibrineux sur celles qui sont libres. Ces synovites sont de deux sortes : ou franchement rhumatismales, ou conséquences d'états morbides spéciaux, ou franchement urétrales, ou génito-urétrales. Celles qui sont urétrales peuvent se combiner avec les rhumatismales quand elles se rencontrent chez un sujet affecté de cette diathèse, sans que nous nous croyions autorisés à les nommer comme on l'a fait, rhumatisme urétral. L'observation qui suit est remarquable à ce propos. Le sujet était certainement arthritique, hémorrhoïdaire. Contractant avec une facilité très-grande des blennorrhagies, il fut pris de synovite urétrale qui frappèrent d'abord un genou puis l'autre. Dans le décours de la maladie toutes les petites articulations des pieds puis les articulations tibio-tarsiennes furent prises, si bien qu'au bout de six mois, les symptômes douloureux ayant à grand'peine disparu, notre malade quand il essaya de marcher, voire même de se tenir debout, ne put faire ni l'un ni l'autre. Il avait 33 ans environ au moment de cette première atteinte. Connaissant beaucoup La Bourboule, il manifesta le désir de s'y rendre, et son médecin ordinaire n'ayant fait aucune objection, il me pria par lettre de le visiter avant la saison. Ce que je fis. Je reconnus immédiatement la cause de l'impossibilité où il se trouvait de se tenir droit et de faire aucun mouvement sérieux des jambes. Il n'avait littéralement *plus de muscles* depuis les fesses jusqu'au talon. Une peau flasque sans résistance, décolorée ici, pigmentée par là, trop large abri pour des organes qui s'étaient dérobés, s'avachissait sous son propre poids et donnait aux cuisses l'aspect d'un cylindre devenant conique vers les genoux. La région fessière était aplatie absolument et la peau venait faire paquet vers le sillon fessier. Les genoux osseux avec rotule saillante semblaient démesurément épaissis. Aux jambes, plus trace de mollet, et le doigt promené sur la partie antéro-externe de la jambe, ne retrouvait plus trace des muscles extenseurs qui remplissent cette vaste gouttière interosseuse tibio-péronière. Bref, tout le long des membres inférieurs, on saisissait la peau à pleine main, on la soulevait en masse et au-dessous on sentait le squelette.

Les pieds, au contraire, fortement œdématiés n'avaient plus de forme anatomique. Le contraste avec des jambes si grêles les aurait fait prendre à première vue pour les extrémités d'un pachyderme. La peau elle-même semblait hypertrophiée et recouverte d'une cuirasse écailleuse formée de débris épithéliaux amalgamés avec de grandes couches sédimentaires de corps gras, alternant en couleur, derniers vestiges des nombreuses pommades qui avaient été employées soit comme *résolutives* ou *calmantes*. Si les mouvements communiqués étaient absolument libres dans les articulations des hanches, ils étaient plus limités aux genoux, à peine sensibles aux articulations tibio-tarsiennes, très-obscurs dans les tarso-métatarsiennes, un peu plus faciles dans les premières phalanges des orteils.

Il arriva dans cet état à La Bourboule dans les premiers jours de juillet. Je lui fis boire de l'eau minérale pour réconforter son organisme débilité, et le fis exposer le plus possible au soleil et à l'air de nos montagnes. Il va sans dire que notre malade était poussé à bras dans une petite voiture, car il avait grand'peine à faire quelques pas avec le secours de deux béquilles qui lui étaient indispensables, même pour se tenir debout. Comme certaines articulations étaient encore douloureuses, je crus devoir m'abstenir les premiers temps de tout traitement thermal actif, et pensai à employer l'électricité d'abord, pour ranimer un peu ce qui restait des muscles. A ce moment je reçus la visite d'un jeune confrère avec qui j'étais lié depuis quelques années. Ancien interne des hôpitaux de Paris, il était parti, après sa thèse de docteur, pour l'Autriche, où il avait fait un séjour prolongé, près d'un spécialiste éminent qui s'occupait de la cure des affections chroniques articulaires, musculaires et nerveuses par le massage scientifique et la gymnastique médicale. Je ne pouvais trouver une meilleure occasion de mettre à contribution les connaissances merveilleuses de mon ami le Dr Henry Gautiez. Le sujet l'intéressa vivement, et il fit lui-même la première application de sa méthode que je m'assimilai le mieux que je pus, et après son départ je mis à profit toutes les leçons qu'il m'avait données. Je fus émerveillé des résultats obtenus en peu de temps par ces pratiques mécaniques sur la nutrition de ces pauvres muscles qui étaient réduits à leur point extrême d'atrophie. Les mouvements combinés passifs et actifs nous aidèrent aussi beaucoup, et le malade put partir marchant un peu à l'aide de deux bâtons. Tout l'hiver se passa sans qu'il se fît grands progrès, et comme on avait parlé au malade des habiles masseurs d'Aix, il se décida sur les conseils du médecin d'essayer d'Aix. Mais là le massage qu'on applique et qui est livré aux garçons de bains, n'avait rien de commun avec celui qui lui avait été appliqué ici. Les masseurs d'Aix n'avaient aucune connaissance d'anatomie ni de physiologie qui pût les diriger dans les mouvements passifs et actifs à imprimer à certains groupes musculaires, ce qui était indispensable à la guérison de notre malade. Pendant l'hiver il eut une rechute; nouvelle atteinte de rhumatisme qui reprit les articulations des pieds, les genoux et cette fois deux ou trois doigts. Pas plus que dans les premières crises on ne pensa aux muscles, et l'atrophie devint aussi considérable que la première année. Mais les douleurs s'étant épuisées vers le printemps, le malade fit quelques efforts pour marcher; son attitude frappait tous les passants; marchant sur les talons, il projetait tout le haut du corps en avant et s'appuyait sur deux forts bâtons. C'est à ce moment qu'on fit naître chez lui des soupçons qu'il pourrait y avoir là-dessous quelque chose de plus grave qu'un rhumatisme ou ses effets; on le décida à partir pour Paris où il consulta les professeurs Potain et Charcot. Ceux-ci n'hésitèrent pas à constater que la moëlle épinière était absolument intacte et que l'atrophie musculaire était seule en cause. On lui ordonna les eaux de La Bourboule, et il revint au mois d'août. Cette fois nous appliquâmes le traitement thermal sous forme de douches chaudes avec massage général, après la douche, pratiqué par le garçon doucheur; quelques bains dans la boîte de vapeur furent donnés pour exciter les sécrétions cutanées : il but trois verres d'Eau qui excitèrent à merveille ses forces digestives, et je lui fis chaque jour, par des procédés divers, l'excitation des muscles qui remplissaient mal leur rôle physiologique. Le malade partit en possession définitive de ses facultés de locomotion. Il s'est livré depuis à la gymnastique, et ses muscles sont revenus à l'état normal. Une seule chose a persisté que nous corrigerons quand le sujet voudra bien s'y prêter. Il marche trop encore sur les talons et ne fléchit pas assez les pieds. S'il eût persisté à faire les mouvements conseillés de se porter dix fois au moins sur le bout des pieds en se levant chaque matin, le résultat serait aujourd'hui définitif. Nous pensons l'obtenir encore en lui conseillant de faire marcher un tour avec des pédales. Comme il reviendra à La Bourboule encore cette année, je compte d'une façon absolue sur son redressement définitif.

Messieurs,

Vous comprendrez maintenant que je sois devenu un fervent disciple du massage médical, du massage scientifique. Ce mot est bien vilain, il est pour nous médecins, avec nos préjugés d'école, ce que le mot scrofule est dans le gros public. Si, en Hollande on s'aborde familièrement en se demandant tout haut : « Comment vont vos scrofules ce matin, » — en France nous nous voilons la face, et nous-mêmes médecins, n'avons jamais le courage d'appliquer ce mot aux sujets les plus radicalement scrofuleux. — Ce sont des lymphatiques, — c'est entendu; et les parents et l'hérédité croient n'y être pour rien. — C'est la nourrice le plus souvent; et tout le monde est content — même la nourrice qui n'en sait rien — et qui souvent comme la jument de Roland, est morte! Quand j'ai vu un homme de haute valeur physique et morale comme le Dr Henry Gautiez — faire du massage — après l'avoir appris, — en Autriche, où il a payé même de beaux deniers pour son initiation, lui qui quittait l'internat des hôpitaux de Paris où il avait su faire si modestement et si complètement son service, je me suis dit : « Voilà qui est bon et un exemple qu'il faut imiter. » — Je vous apprendrai le peu que je sais dans nos prochaines réunions; et vous verrez qu'avec un peu de bonne volonté et de peine, et en laissant à la porte quelques préjugés, nous serons bientôt plus forts que tous les empiriques les plus renommés. Quand je quittais en 1871 la médecine militaire et que je m'établis à Saint-Amand, je réduisis quelques luxations qu'un fameux sorcier du pays n'avait pas même soupçonnées, et sa réputation de sorcier en souffrit quelque peu. — Ne laissons donc plus à des profanes même l'occasion de s'immiscer dans nos affaires. — Quand vous saurez que par des pratiques de massage on peut guérir des affections réputées incurables, telles que des contractions spasmodiques datant depuis trois ou quatre ans, et affectant de nombreuses séries de muscles de la tête, du tronc et du cou ; quand vous saurez qu'à la Salpêtrière, le massage joue un rôle assez sérieux dans les cures de certaines affections résistant à tous autres moyens thérapeutiques (c'est le Dr Henry Gautiez, il est vrai, qui opère), vous comprendrez avec quel empressement le public médical doit recevoir les communications de ce nouvel arsenal thérapeutique, aussi vieux que la médecine c'est vrai, mais contrôlé aujourd'hui et vérifié par la méthode scientifique expérimentale. Et ce n'a pas été un mince plaisir pour moi d'assister tout dernièrement à l'hôpital Cochin à une leçon faite par M. Dujardin-Beaumetz sur le massage comme moyen thérapeutique. A côté du maître qui faisait l'exposition du sujet, se tenait une jeune fille très-distinguée de tenue et d'allure, qui faisait la démonstration manuelle sur un malade de l'hôpital. J'allais aux renseignements et j'appris que c'était une élève du Dr Henry Gautiez, qui l'avait eue d'abord pour malade, pour disciple ensuite, grâce à l'intervention de notre amie commune, Mlle George Chopin, qui ne tardera pas à être notre confrère en médecine, et à qui j'envoie d'ici le plus cordial souvenir.

Dr Frédéric Morin,
de l'ancienne Faculté de Strasbourg,
Médecin consultant à La Bourboule.

Clermont-Ferrand, typographie Mont-Louis, rue Barbançon, 1 et 2.

www.ingramcontent.com/pod-product-compliance
Lightning Source LLC
LaVergne TN
LVHW012019170826
845678LV00004BA/1556

* 9 7 8 2 3 2 9 6 2 6 7 5 8 *